LA DIETA ANTINFIAMMATORIA

APPORTA QUESTE MODIFICHE SEMPLICI ED
ECONOMICHE ALLA TUA DIETA PER INIZIARE A
SENTIRTI MEGLIO

JASON MICHAELS

Dichiarazione di non responsabilità medica

Questo libro non intende sostituire il parere professionale dei medici. Il lettore dovrebbe consultare regolarmente un medico per questioni relative alla sua salute e in particolare riguardo a qualsiasi sintomo che possa richiedere diagnosi o cure mediche.

Si prega di consultare il proprio medico prima di iniziare qualsiasi dieta o programma di esercizi fisici.

Eventuali raccomandazioni fornite in questo libro non sostituiscono il parere medico.

❀ Creato con Vellum

INTRODUZIONE

Congratulazioni per aver scaricato *La dieta antinfiam-matoria: apporta queste modifiche semplici ed economiche alla tua dieta per iniziare a sentirti meglio entro 24 ore!* Ti ringrazio per averlo fatto.

I CAPITOLI seguenti parleranno di come la dieta antinfiammatoria non sia una dieta nel significato tradizionale del termine – nel senso che il suo scopo non è la perdita di peso, anche se spesso le persone che la seguono perdono peso. Inoltre, non si tratta di una dieta che segui per un tempo limitato fino a quando non raggiungi il tuo obiettivo, per poi smettere. Piuttosto, è un vero e proprio cambiamento di stile di vita incentrato su principi antinfiammatori con lo scopo di fornire energia stabile, vitamine adeguate,

ASPETTI DELL'INFIAMMAZIONE

acidi grassi essenziali, minerali, fibre e fitonutrienti antinfiammatori per raggiungere e mantenere un migliore stato di salute.

QUESTO LIBRO È SCRITTO per aiutare le persone a comprendere i risvolti dell'infiammazione, e come la tipica alimentazione americana contribuisca a causarla. Esamineremo gli effetti dell'infiammazione cronica sulla salute e il modo in cui l'infiammazione cronica sistemica può persino contribuire all'aumento di peso e ad altri problemi di salute. Una volta compreso ciò, imparerai cosa puoi fare al riguardo, al fine di consumare meno cibi elaborati e veloci e più cibi sani e freschi, tra cui molta frutta e verdura. Gli obiettivi principali della dieta antinfiammatoria sono la salute e la guarigione dei disturbi dell'organismo.

QUESTO LIBRO vuole anche sfatare la disinformazione e i miti che circondano la dieta, ponendo le basi per il tuo nuovo stile di vita. Spiega la varietà di cibi da mangiare, quali cibi evitare e i modi migliori per cucinare i pasti per ottenere il massimo beneficio. Alla fine, avrai a disposizione le informazioni necessarie per iniziare e per sentirti molto meglio, compreso un menu di una settimana per iniziare col piede giusto.

SUL MERCATO ci sono molti libri su questo argomento, quindi grazie ancora per aver scelto questo! Abbiamo fatto ogni sforzo per fornirti quante più informazioni utili possibili. Buona lettura!

GRAZIE,

Jason

PERCHÉ LA TIPICA ALIMENTAZIONE AMERICANA È COSÌ NOCIVA

*L*e statistiche fornite dal Ministero della Salute (HSS) degli Stati Uniti fanno luce su quanto la tipica alimentazione americana sia nociva per noi. Per cominciare, "supera i livelli o i limiti di assunzione raccomandati in quattro categorie: calorie da grassi solidi e zuccheri aggiunti; cereali raffinati; sodio; e grassi saturi". Tutto ciò influisce direttamente sulla salute.

IN EFFETTI, l'HSS afferma che "se gli americani riducessero il sodio che mangiano di 1.200 mg al giorno" in futuro "si risparmierebbero fino a $20 miliardi all'anno in spese mediche". Attualmente, un sorprendente 63% delle nostre calorie deriva da cibi raffinati o lavorati. E se da una parte
mangiamo troppi di questi alimenti, di per contro

gli americani non consumano le quantità raccomandate di frutta, verdura, cereali integrali e oli salutari.

DI FATTO, solo il 12% delle nostre calorie proviene da alimenti di origine vegetale. E se guardiamo ancora più da vicino questa statistica, la situazione è anche peggiore, perché metà di quella già bassa percentuale proviene dalle patatine fritte. Ciò significa che il numero reale di alimenti a base vegetale *sani* si riduce al 6%, una cifra che può solo essere descritta come terribilmente bassa.

SECONDO L'HSS, le calorie prive di nutrienti provenienti da grassi solidi e zuccheri aggiunti nella tipica alimentazione americana "contribuiscono al 40% delle calorie totali giornaliere per i ragazzi dai 2 ai 18 anni, e la metà di queste calorie vuote proviene da sei fonti: bibite gassate, bevande alla frutta, dolci a base di latticini, dolci a base di cereali, pizza e latte intero". Il quaranta per cento delle calorie giornaliere! Ciò significa che quasi la metà delle loro calorie giornaliere contengono pochi o nessun nutrimento reale, perché derivano da questi grassi solidi e zuccheri aggiunti.

MA COSA SUCCEDE al resto di noi? Nel 2010 l'USDA ha stimato che su una dieta di 2775 calorie giornaliere, quasi 1.000 calorie al giorno provengono da grassi e dolcificanti aggiunti, mentre solo 424 calorie provengono da latticini, frutta e verdura.

. . .

PER CAPIRE MEGLIO di cosa stiamo parlando, è utile sapere che i grassi solidi sono grassi che si solidificano a temperatura ambiente. Ciò include grassi come burro, lardo e grassi da cottura di manzo, maiale e altre carni.

I GRASSI SOLIDI POSSONO ESSERE AGGIUNTI agli alimenti quando vengono lavorati dai produttori o quando vengono preparati per il consumo nei ristoranti o a casa. Allo stesso modo, gli zuccheri aggiunti comprendono vari tipi di zuccheri e sciroppi che vengono aggiunti durante la lavorazione o la preparazione di alimenti o bevande.

NEGLI ULTIMI 65 ANNI, la quantità di zuccheri che consumiamo è radicalmente aumentata e, insieme a ciò, è cambiata drasticamente anche l'origine di tali zuccheri. Negli anni '50, gli americani mangiavano principalmente
zucchero derivato dalla canna da zucchero e dalla barbabietola da zucchero; nell'anno 2000, invece, l'USDA riporta che ogni individuo in America ha assunto in media 150 libbre di zucchero all'anno, più della metà del quale proveniente dal mais sotto forma di sciroppo di mais ad alto contenuto di fruttosio. E, no! Il solo fatto che proviene dalla pianta del mais non lo rende un dolcificante che fa bene alla salute.

. . .

NELL'ULTIMO SECOLO, il nostro gusto si è trasformato insieme agli ingredienti del nostro cibo. Basta guardare la lista degli ingredienti sugli alimenti che acquistiamo. Gli ingredienti sono elencati in ordine di concentrazione, con gli ingredienti aggiunti in maggior quantità elencati per primi, seguiti in ordine decrescente da quelli in quantità minore. Una qualche forma di zucchero è spesso elencata tra i primi tre, perché oggi con la tipica alimentazione americana tutto ciò che mangiamo deve essere molto dolce, compresi alimenti che tipicamente non consideriamo dolci, ad esempio il pane. Se lo zucchero è necessario per attivare e fermentare il lievito, controllando l'etichetta del tuo pane multicereali vedrai che ogni fetta fornisce 2,6 grammi di zuccheri dal miele e da zucchero raffinato.

INOLTRE, quando leggi l'etichetta dei prodotti, lo zucchero può essere elencato con numerosi nomi. Questi nomi includono destrosio anidro, succo di canna, dolcificante di mais, sciroppo di mais, destrosio, fruttosio, sciroppo di mais ad alto contenuto di fruttosio, solidi di sciroppo di mais, zucchero invertito, sciroppo di malto, maltosio, lattosio, saccarosio, zucchero bianco. Purtroppo, i produttori di alimenti non sono tenuti a distinguere lo zucchero aggiunto dallo zucchero naturale, ma solo a dichiarare gli zuccheri totali per porzione.

A CAUSA DEL CONSUMO di tutte queste calorie "vuote", oggi più di 1 adulto su 3 soffre di pre-diabete.

Questo si verifica a causa di livelli di zucchero nel sangue più alti del "normale", ma non a livelli abbastanza gravi da essere identificati come diabete di tipo 2. Inoltre, 30 milioni di americani hanno il diabete ma 1 su 4 non ne è nemmeno consapevole.

INSOMMA, gli americani non assumono abbastanza nutrienti vitali, fibre e grassi naturali necessari per una salute ottimale. È davvero triste pensare che nonostante il livello di ricchezza di questo grande paese, abbiamo tassi di malattia più elevati rispetto ad altre nazioni sviluppate.

QUAL È l'effetto cumulativo della tipica alimentazione americana nel tempo? In poche parole, la dieta americana standard può causare infiammazioni croniche che procurano danni tissutali progressivi e malattie infiammatorie come l'artrite reumatoide e l'intestino permeabile. Altri disturbi comprendono ciò che va sotto il nome di "sintomi inspiegabili". Questi includono cose come mal di testa, nebbia cerebrale, gengive sanguinanti, allergie, affaticamento, sbalzi d'umore ed eruzioni cutanee. In altre parole, dolori di diversa natura di cui non è possibile identificare la causa.

NEI CAPITOLI SEGUENTI daremo un'occhiata più da vicino all'infiammazione cronica sistemica e ai suoi effetti sull'organismo. Che cosa significa per te? In poche parole, molti dei tuoi problemi di salute potreb-

bero essere causati da nient'altro che dal cibo che inge-
risci quotidianamente. E oltre a essere la causa di
problemi come dolori articolari, potrebbe anche essere
la ragione per cui stai combattendo col tuo peso!

CHE COS'È L'INFIAMMAZIONE CRONICA SISTEMICA E PERCHÉ FA INGRASSARE?

Il dolore cronico è un problema crescente in America. Le persone lottano per arrivare in fondo alla giornata con problemi come l'artrite, la fibromialgia, il mal di schiena e altro ancora. Molti cercano sollievo attraverso pesanti cure farmacologiche che per quanto possono offrire sollievo, possono anche causare effetti collaterali indesiderati. Per chi preferisce trovare una risposta differente, una soluzione più naturale, è importante capire la connessione che unisce l'infiammazione e il dolore al cibo che mettiamo in bocca.

LE DIETE PIENE di cose come glutine, grassi trans, latticini pastorizzati mais (compresi i dolcificanti a base di mais) e soia sono alla base del dolore e dell'infiammazione – quella stessa infiammazione che causa altre condizioni mediche tra cui sovrappeso e obesità.

SE CONTINUI A COMBATTERE col tuo peso pur avendo ridotto le calorie, facendo regolarmente esercizio e avendo smesso di mangiare dopo le 8 di sera, ti sei chiesto perché hai ancora tutto quel peso in più sul girovita? Potrebbe essere che per quanto ti stia impegnando per perdere quel peso in eccesso, il tuo corpo sta facendo di tutto per mantenerlo. Perché? Per l'infiammazione cronica sistemica causata da ciò che si sta mangiando.

PER CAPIRE in che relazione stanno, dobbiamo prima capire l'infiammazione cronica. Si tratta di una risposta immunitaria scomposta e dannosa da parte del tuo organismo all'ambiente. Il che comprende cattiva alimentazione, stress, allergeni e sostanze tossiche. Gli studi mostrano che ciò che mangiamo contribuisce in modo significativo all'infiammazione cronica e alla salute dell'intestino. Altri fattori che contribuiscono all'infiammazione cronica sono uno stile di vita sedentario, lo stress cronico e la convivenza con infezioni nascoste (comprese cose come la gengivite).

TUTTI QUESTI FATTORI innescano questa infiammazione invisibile che striscia in profondità all'interno delle nostre cellule e dei nostri tessuti. Immaginatela come un fuoco dormiente: quando mangiamo i cibi sbagliati, non facciamo altro che alimentare quel fuoco. E quando le citochine che rispondono a questa infiammazione invisibile riempiono il flusso sanguigno, ciò può portare a un'infiammazione sistemica, che a sua volta può causare malattie cardiovascolari. I depositi di colesterolo aderiscono al rivestimento dei vasi sanguigni infiammati e formano una placca grassa che può portare a blocchi e coaguli di sangue, che a loro volta possono provocare un infarto.

IN QUESTO LIBRO ci concentreremo sul legame tra alimentazione e l'infiammazione, perché nel tempo la continua risposta infiammatoria alla nostra dieta è ciò che può causare un aumento di peso e problemi digestivi. L'HHS prevede che "entro il 2030, la metà di tutti gli adulti (115 milioni di adulti) negli Stati Uniti sarà obesa". Mentre l'infiammazione normale è una buona cosa che funziona per proteggere e guarire l'organismo, l'infiammazione cronica o sistemica si verifica quando il sistema immunitario perde il suo equilibrio e invece di guarire, contribuisce alla malattia e all'aumento di peso. Lo zucchero che mangiamo contribuisce a questo
cambiamento di equilibrio, ma non è l'unico colpevole. Anche mangiare gli oli e i grassi sbagliati, compresi oli di semi e vegetali lavorati come l'olio di soia e di mais, e gli allergeni alimentari nascosti contribuiscono al problema.

L'INFLUENZA degli allergeni alimentari direttamente correlata all'aumento di peso. Non stiamo parlando di allergie alimentari pericolose per la vita che alcune persone hanno verso cibi specifici come arachidi o crostacei, ma di un diverso tipo di reazione detta *allergia ritardata* (reazione di ipersensibilità ritardata). Questo tipo di risposta differita può provocare sintomi entro poche ore o può essere ritardata di alcuni giorni dopo aver mangiato. Si tratta di un'allergia molto più comune di cui soffrono milioni di persone poiché svolge un ruolo importante in numerosi disturbi cronici e problemi di peso. Di fatto, è un'importante concausa dell'obesità.

QUINDI, se sei nella mezza età avanzata o più giovane e hai problemi di peso anche se pensi di fare tutte le cose giuste, allora l'infiammazione cronica potrebbe essere la causa – e una dieta antinfiammatoria la risposta. Mangiare cibi antinfiammatori elimina i cibi che contengono

allergeni nascosti e intolleranze alimentari, e può aiutarti a perdere quel peso ostinato in modo efficace e permanente finché continui a mangiare i cibi giusti.

L'INFIAMMAZIONE CRONICA SFINISCE il tuo sistema immunitario nel tempo perché è continua. Poiché il tuo corpo risponde continuamente a questa infiammazione, alla fine provoca malattie croniche e altri problemi di salute tra cui:

- Allergie che contribuiscono alla congestione sinusale e nasale, aumento di peso, ritenzione di liquidi, affaticamento, dolori

articolari, acne, eczema, nebbia cerebrale, sindrome dell'intestino irritabile (IBS), problemi di umore, mal di testa
- Artrite
- Asma
- Malattie autoimmuni
- Cancro
- Osteoporosi
- Invecchiamento precoce

PURTROPPO, molto spesso questi problemi di salute cronici sono trattati con farmaci e/o interventi chirurgici, che possono o meno offrire un sollievo temporaneo dai sintomi, ma queste soluzioni in realtà non affrontano la radice del problema. Ma se cerchi, oggi puoi trovare un medico integrativo disposto non solo a identificare i problemi di salute, ma ad affrontarli prendendo in considerazione il tuo stile di vita per eliminare i comportamenti che portano all'infiammazione cronica.

PUOI ANCHE CHIEDERGLI di eseguire un CRP (test della proteina C-reattiva) per rilevare la presenza nel tuo sangue una proteina C-reattiva, che è un indice d'infiammazione. Si forma nel fegato ed è classificata come "proteina della fase acuta", il che significa che i livelli crescono a causa dell'infiammazione.

MITI ANTI-INFIAMMATORI

Mentre puoi trovare molte informazioni sull'alimentazione mirata a ridurre l'infiammazione, troverai anche molte false credenze e disinformazione in merito alla dieta antinfiammatoria. Troverai avvertimenti sui cibi da evitare e sui cibi da mangiare, insieme ad affermazioni generiche e non circostanziate su come tutto ciò che costituisce questa dieta abbia un sapore terribile o sia troppo costoso. Quindi è importante essere ben informati, per non sabotare i tuoi sforzi per una salute migliore ancor prima di iniziare.

I MITI ELENCATI in questo capitolo sono da considerarsi tali perché non ci sono prove scientifiche che li sostengano.

MITO #1: Gli agrumi provocano infiammazione

. . .

LA NECESSITÀ di vietare gli agrumi perché provocano infiammazione è uno di quei miti infondati che circolano su diversi forum online. Le discussioni condannano questo frutto con scarse o nessuna prova scientifica a sostegno di tali affermazioni. In realtà, gli agrumi sono ricchi di vitamina C ed è dimostrato che riducono la progressione dell'osteoartrite. La vitamina C è un antiossidante benefico e inoltre gli agrumi sono noti per l'importante ruolo che svolgono nella formazione della cartilagine.

MITO #2: Una dieta di cibi crudi allevia l'infiammazione

MENTRE MANGIARE PIÙ frutta e verdura è una buona direzione da seguire, adottare una dieta completamente crudista non è necessariamente la soluzione migliore per combattere l'infiammazione. Un cambiamento drastico nella dieta

come diventare totalmente crudisti può di fatto contribuire ad aggravare l'infiammazione invece di alleviarla, e i batteri nel tuo intestino possono avere problemi a elaborare cibi così lontani dalla tua normalità.

MITO #3: L'uvetta imbevuta nel gin allevia i sintomi

.   .   .

QUESTA È UNA CREDENZA completamente infondata che ha origine nel clamore che circonda le proprietà curative delle bacche di ginepro utilizzate per fare il gin, mischiato alla convinzione che lo zolfo nell'uvetta possa alleviare i dolori articolari. E anche se potrebbe avere un fondamento di verità, è un'affermazione totalmente irrealistica perché in genere le quantità ingerite sono così piccole che non hanno alcun impatto reale sull'infiammazione che colpisce le articolazioni.

MITO #4: Seguire una dieta ricca di pesce equivale a prendere AlphaFlex o integratori di olio di pesce

MI DISPIACE, ma la dieta da sola non può sostituire AlphaFlex® o altri integratori antinfiammatori. Anche se gli Omega-3 presenti nel pesce hanno

proprietà antinfiammatorie, bisognerebbe mangiare un'enorme quantità di pesce per cercare di eguagliare il potere antinfiammatorio di un integratore, e non è possibile. Inoltre, il pesce può anche essere ricco di mercurio, e un consumo eccessivo potrebbe causare un potenziale avvelenamento da mercurio.

MITO #5: Una dieta a basso contenuto di acidi aiuta a evitare le riacutizzazioni dell'artrite

. . .

L'IDEA alla base di questo mito dice di evitare cibi ricchi di acido, come agrumi e pomodori, per ridurre al minimo il dolore e le sue riacutizzazioni. La questione è che ciò mangi e bevi si bilancia una volta che entra nello stomaco. Il sistema digestivo si regola sugli alimenti sia acidi che alcalini e neutralizza i presunti benefici o danni basati su tali caratteristiche. Inoltre, gli agrumi sono ricchi di vitamina C che agisce come antinfiammatorio.

MITO #6: Fare scelte più sane ha un costo proibitivo

UN ALTRO MITO RIGUARDANTE la dieta antinfiammatoria è che mangiare più sano ha un costo proibitivo. È vero che gli alimenti industriali pieni di zuccheri aggiunti e con un contenuto di grassi più elevato costano meno di frutta, verdure e carni magre ricche di nutrienti. In effetti, i prezzi di frutta e verdura fresca sono aumentati di quasi il 120% dal 1985 al 2000. Guardando a statistiche di questo tipo, si direbbe che fare scelte alimentari più sane sia troppo costoso per alcuni di noi. Ma non è proprio così.

I RISULTATI di una recente analisi dei ricercatori della Brown University e della Harvard School of Public Health fanno luce su quanto davvero sia più costoso acquistare alimenti più salutari. Hanno analizzato i numeri di 27 studi precedenti e cosa hanno scoperto? Per un adulto, mangiare sano costa appena $1,48 in più al giorno rispetto a un'alimentazione di scarsa qualità. Si tratta di $550 in più per persona all'anno. Non ne vale la pena per una salute migliore?

CI SONO alcuni metodi che possono aiutarti a risparmiare quando segui una dieta antinfiammatoria sana. Uno dei più
importanti è mangiare fuori con meno frequenza e cucinare di più a casa. Ad esempio, le persone spendono in media $11 a pasto pranzando fuori, ma solo $6,30 in media se preparano il proprio pranzo – e quando sei tu a preparare il tuo cibo, hai il vantaggio di sapere esattamente cosa c'è dentro. Inoltre, man mano che aumenti la quantità di frutta e verdura nella tua dieta, scoprirai che se li acquisti di stagione otterrai il miglior rapporto qualità-prezzo.

UN ULTIMO MITO DA RICORDARE, anche se non ha nulla a che fare con il cibo e la nutrizione, è che *tutti i farmaci antinfiammatori hanno effetti collaterali minimi.* Purtroppo, è vero il contrario.

ANCHE GLI ANTINFIAMMATORI NON STEROIDEI come l'ibuprofene, il naprossene, il Celebrex e simili possono causare una serie di effetti collaterali. Inoltre questi farmaci devono davvero essere assunti nelle dosi prescritte per frenare l'infiammazione. I possibili effetti collaterali includono ulcere che possono diventare potenzialmente letali, dolore addominale, diarrea, secchezza delle fauci, insufficienza renale, gonfiore e vertigini. Al contrario, l'olio di pesce è un integratore naturale che combatte l'infiammazione

senza effetti collaterali negativi noti. Quando scegli un olio di pesce, dovresti cercarne uno che abbia un rapporto EPA/DHA ottimale. L'ideale è un integratore con 180mg di EPA e 120mg di DHA per dose.

*P*er ridurre l'infiammazione tramite l'alimentazione, è meglio evitare la maggior parte degli alimenti confezionati perché contengono sostanze che scatenano l'infiammazione come conservanti, coloranti e aromi artificiali. Se è cibo confezionato, è probabile che non faccia bene alla salute. Mangiare troppi alimenti infiammatori può causare un'infiammazione cronica sistemica che a sua volta può provocare gravi problemi di salute tra cui cancro, malattie cardiache, diabete e allergie. Detto questo, questo capitolo esamina sette cibi infiammatori specifici da evitare.

GLUTINE E FRUMENTO

. . .

COME ABBIAMO GIÀ VISTO, l'infiammazione è la risposta naturale del tuo sistema immunitario. Quando abbiamo una scheggia in un dito, l'infiammazione rende l'area circostante rossa e dolorante. Con questa immagine in mente, diamo un'occhiata al motivo per cui dovresti evitare il glutine.

LE PROTEINE CHE SI TROVANO nel grano sono irritanti per l'intestino e il termine "glutine" è un nome generico per queste proteine. Ora, immagina minuscole schegge che si infilano nel rivestimento dell'intestino e provocano infiammazione. L'infiammazione correlata al glutine più nota è la celiachia o la sensibilità al glutine non celiaca, ma il grano può essere un problema anche per le persone che non sono particolarmente sensibili al glutine a causa degli inibitori dell'amilasi tripsina (ATI) presenti nel grano. Questi ATI possono provocare una risposta immunitaria infiammatoria nel tratto gastrointestinale che contribuisce a un altro problema chiamato permeabilità intestinale o intestino permeabile, di cui parleremo più approfonditamente nel capitolo 8. Questa condizione consente alle particelle di cibo non digerito, ai batteri e ai prodotti di scarto tossici di "filtrare" attraverso l'intestino nel flusso sanguigno.

CARBOIDRATI RAFFINATI

. . .

I CARBOIDRATI SONO COMUNEMENTE suddivisi tra "buoni" e "cattivi". I carboidrati complessi sono *buoni* perché sono ricchi di fibre benefiche. Per quanto riguarda l'infiammazione, i carboidrati raffinati rientrano nella categoria dei cattivi perché nel processo di raffinazione viene rimossa la maggior parte della loro fibra. Senza la fibra, i carboidrati raffinati aumentano i livelli di zucchero nel sangue e aumentano l'insorgenza di mutazioni infiammatorie. Questa influenza può portare alla malattia. Ad esempio, osservando la nostra dieta moderna, gli studi hanno dimostrato che i carboidrati raffinati possono incoraggiare lo sviluppo di batteri infiammatori nell'intestino che possono aumentare la probabilità di obesità e colon irritabile (IBS).

LATTOSIO DI LATTE

IL LATTOSIO DI LATTE è uno zucchero presente nel latte che causa problemi digestivi a molte persone perché i loro organismi non producono l'enzima necessario per

digerirlo. Altre persone che producono questo enzima possono comunque avere reazioni indesiderate al latte da bere a causa della caseina e del siero di latte. La caseina in realtà ha una struttura molecolare molto simile al glutine e metà delle persone che non tollerano il glutine non tollerano bene nemmeno la caseina.

. . .

DI CONSEGUENZA, i latticini sono uno degli alimenti più infiammatori, secondi solo al glutine. I sintomi digestivi avversi frutto di questa infiammazione possono manifestarsi con gonfiore, costipazione, diarrea e flatulenza. Altri sintomi non riguardanti l'apparato digestivo comprendono l'acne e persino comportamenti autistici. Quindi il lattosio è solo metà del problema quando si tratta di latte e prodotti lattiero-caseari: gli altri sono la caseina e le proteine del siero di latte.

UNO STUDIO ha dimostrato anche che le donne in Cina hanno un tasso di cancro al seno molto più basso rispetto alle donne in Occidente, e l'unica differenza evidente tra le due diete è la minore assunzione di latte. Un professore di Harvard ha anche scoperto legami tra cancro ovarico e consumo di latticini.

ZUCCHERO

NON È UN SEGRETO che mangiare troppi zuccheri aggiunti e carboidrati raffinati può portare a sovrappeso e obesità, ma le conseguenze degli eccessi alimentari sono legate anche all'aumento della permeabilità intestinale, all'aumento dei marker infiammatori e al colesterolo LDL alto. La cosa che tutti questi fattori hanno in comune è che possono innescare un'infiammazione cronica sistemica.

· · ·

L'ECCESSO DI GRASSO CORPOREO, in particolare il grasso addominale, provoca livelli continui e cronici di infiammazione che possono modificare il funzionamento dell'insulina. L'insulina, in quanto ormone regolatorio, svolge un ruolo importante nel trasportare il glucosio del sangue nelle cellule per produrre energia; ma quando i livelli di glucosio nel sangue sono cronicamente alti, la produzione e la regolazione dell'insulina vengono modificate con conseguente insulino-resistenza. La conseguente sovrabbondanza di glucosio nel sangue può portare a un accumulo di prodotti finali della glicazione avanzata (AGE).

QUANDO TROPPI AGE si legano alle nostre cellule e alle proteine integrali, ciò può produrre stress ossidativo e

infiammazione. Può cambiare la loro struttura, inibire la loro normale funzione e alla fine provocare un accumulo di placca arteriosa e una diminuzione della funzione renale, tra le altre cose.

CARNE

IL SAPORE dei bovini allevati a cereali è stato pubblicizzato come migliore, ma le mucche sono naturalmente animali pascolatori che si nutrono d'erba. Quando vengono nutrite con cereali, ingrassano rapidamente prima di essere vendute a peso per profitto. In natura, bovini, maiali e polli non mangiano cereali. Ma negli allevamenti intensivi non solo vengono nutriti con cose come mais e soia, ma vengono somministrati loro anche antibiotici per assicurarsi che non si ammalino. Il risultato è che le carni sulla nostra tavola non solo sono più ricche di grassi saturi infiammatori, ma contengono anche livelli più elevati di omega-6 infiammatori prodotti dalla loro dieta innaturale. Ad aggravare ulteriormente il problema, quando grigliamo la nostra carne ad alte temperature si ottengono agenti cancerogeni infiammatori! Quindi, se hai intenzione di mangiare carne, sceglila di animali nutriti a erba.

GRASSI SATURI

QUANDO SI PARLA DI GRASSI SATURI, molte persone pensano alla carne rossa. Ma oltre ai tagli grassi di manzo, i grassi saturi si trovano anche nel maiale e nell'agnello, nella pelle del pollo e nelle carni lavorate. Si trovano inoltre in prodotti lattiero-caseari come burro, panna (compresa la panna montata), formaggio e latte intero. Gli studi hanno identificato il consumo di grassi saturi come la causa del tipo di grasso corporeo che immagazzina energia invece di bruciarla. Man mano che queste cellule adipose crescono, rilasciano agenti pro-infiammatori che promuovono l'infiammazione sistemica.

ALCOL

BERE ALCOL appesantisce il fegato e, se consumato in eccesso, indebolisce la funzione epatica. Ciò interferisce con altre interazioni multiorgano provocando infiammazione. Se scegli di bere alcolici, fallo con moderazione; ma è meglio eliminarli del tutto se stai combattendo l'infiammazione.

I CIBI PIÙ BENEFICI E I MIGLIORI INTEGRATORI ANTINFIAMMATORI

olti disturbi e malattie possono essere ricondotti all'infiammazione. Dolori articolari, malattie autoimmuni, sindrome dell'intestino irritabile (IBS), sbalzi di umore, acne ed eczema sono solo alcune delle patologie che possono essere ricondotte all'infiammazione. Una volta identificata l'origine dell'infiammazione, una dieta antinfiammatoria può aiutare ad alleviare i sintomi e alcuni cibi e integratori possono contribuire a ridurre l'infiammazione nel tuo organismo. In questo capitolo, vedremo alcuni dei migliori minerali e antiossidanti benefici che si trovano negli alimenti e negli integratori da aggiungere al tuo arsenale per combattere l'infiammazione.

MIRTILLI

· · ·

I mirtilli fanno parte della lista in quanto superfood antiossidante . Questo delizioso frutto scuro sarà pure piccolo, ma è pieno di antiossidanti e fitoflavonoidi. Queste minuscole bacche sono ricche di potassio e vitamina C e agiscono come antinfiammatorio per aiutare a ridurre il rischio di malattie cardiache e cancro. Anche fragole, lamponi e more contengono antociani che forniscono effetti antinfiammatori.

AVOCADO

Gli avocado sono ricchi di potassio, magnesio e fibre. Questo gustoso frutto è un superalimento ricco di proprietà antiossidanti e antinfiammatorie. Sono un'ottima fonte di grassi insaturi sani e sono ricchi di potassio, magnesio e fibre.

COENZIMA Q10

Il coenzima Q10, detto anche CoQ10, è un altro anti-ossidante che ha dimostrato di avere proprietà antin-fiammatorie. È presente negli avocado, nell'olio d'oliva, nel prezzemolo, nelle arachidi, nel fegato di manzo, nel salmone, nelle sardine, nello sgombro, negli spinaci e nelle noci.

· · ·

ZENZERO

Lo zenzero contiene potenti composti anti-infiamma-
tori detti gingeroli. La radice di zenzero si trova nella
sezione frutta e verdura del tuo supermercato ed è un
potente integratore antiossidante che aiuta a prevenire
l'ossidazione di un dannoso radicale libero chiamato
perossinitrito. Lo zenzero aggiunge sapore al soffritto,
può essere usato come bevanda calda o può essere
preso come integratore.

GLUTATIONE

Il glutatione è un altro antiossidante con proprietà
antinfiammatorie che combatte i radicali liberi. È
disponibile come integratore, ma si trova anche in
natura in alimenti tra cui mele, asparagi, avocado,
aglio, pompelmo, spinaci, pomodori e cardo mariano.

MAGNESIO

Il magnesio è un integratore minerale che può aiutare a
ridurre l'infiammazione per chi ha un basso contenuto
di magnesio legato allo stress. Le statistiche indicano

che circa il 70% degli americani è carente di questo minerale, il che è sorprendente poiché è facilmente disponibile in numerosi alimenti tra cui verdure a foglia verde scuro, mandorle, avocado e molti legumi.

SALMONE

Il salmone è ricco di omega-3 antinfiammatori. È preferibile mangiarlo pescato in natura che di allevamento. È meglio provare a includere il pesce azzurro nella dieta due volte a settimana. E se non ti piace il pesce, prova un integratore di olio di pesce di alta qualità.

CURCUMA/CURCUMINA

La curcuma è la spezia gialla che dà il colore al curry, e la curcumina è l'ingrediente attivo della curcuma e può essere acquistata come integratore. Le due parole sono spesso usate in modo intercambiabile, ma la curcumina è l'ingrediente chiave con potenti effetti antinfiammatori. È un forte

antiossidante e la curcuma può essere aggiunta come spezia in polvere a zuppe e curry, mentre la curcumina può essere assunta sotto forma di integratore.

VITAMINA B

Le persone con bassi livelli di vitamina B6 hanno la tendenza ad avere alti livelli di proteina C-reattiva che, come abbiamo visto nel capitolo 2, è un marcatore dell'infiammazione nell'organismo. Le vitamine del gruppo B, inclusa la B6, si trovano in verdure come broccoli, peperoni, cavolfiori, cavoli e funghi. È disponibile anche in alcune carni tra cui pollo, merluzzo, tacchino e tonno.

Il folato (B-9 in forma naturale) e l'acido folico (una forma sintetica del B-9) è un'altra vitamina del gruppo B legata alla riduzione dell'infiammazione. Un breve studio italiano sostiene che anche bassi dosaggi giornalieri e a breve termine di integratori di acido folico possono ridurre l'infiammazione nelle persone in sovrappeso. Il folato si trova in alimenti come asparagi, fagioli con l'occhio, verdure a foglia verde e fagioli di Lima.

VITAMINA D

Le stime suggeriscono che due terzi degli abitanti degli Stati Uniti sono carenti di vitamina D. È un'altra vitamina che aiuta a ridurre l'infiammazione e l'assunzione di quantità insufficienti è collegata a una serie di disturbi infiammatori. Questa vitamina è unica in quanto la assumiamo naturalmente quando trascorriamo del tempo al sole con l'importante spettro dell'ultravioletto B (UVB). È disponibile anche come integratore e in alimenti come tuorli d'uovo, pesce e frattaglie, nonché negli alimenti che ne sono addizionati. Quando scegli un integratore di vitamina D, cerca la vitamina D3, che è la forma più biodisponibile di questa vitamina. La quantità ideale da integrare è 5000 UI al giorno, e in genere queste pillole costano meno di $7 per una cura di 3 mesi.

VITAMINA E

Un altro potente antiossidante, questa vitamina può contribuire a ridurre l'infiammazione. È disponibile come integratore di qualità o si trova in natura in noci e semi e verdure come avocado e spinaci.

Vitamina K

. . .

Esistono due tipi di vitamina K: K1 e K2. La K1 si trova in verdure a foglia verde, cavoli e cavolfiori. La K2 è disponibile nelle uova e nel fegato. Questa vitamina aiuta a ridurre i marcatori infiammatori e può aiutare a combattere l'osteoporosi e le malattie cardiache.

COME ESTRARRE PIÙ NUTRIENTI
DAL CIBO DURANTE LA COTTURA

*P*er decenni, i crudisti hanno predicato che cucinare non solo uccide le vitamine e i minerali negli alimenti, ma denatura anche gli enzimi che ci aiutano a digerire i cibi che mangiamo. Lo abbiamo sentito dire per così tanto tempo che molti di noi l'hanno preso per un dato di fatto, ma la verità è che le verdure crude non sono sempre più salutari – anzi, in alcuni casi la cottura è fondamentale se vogliamo ottenere i massimi benefici nutrizionali da ciò che mangiamo. Cucinare può aiutarci a digerire il cibo senza che sia necessaria troppa energia: ammorbidisce alimenti come la fibra di cellulosa e la carne cruda e li rende più facili da gestire per il nostro sistema digestivo.

SI È SCOPERTO che verdure come asparagi, cavoli, carote, peperoni, funghi, spinaci e molti altri forni-

scono al nostro corpo più antiossidanti come carotenoidi e acido ferulico quando vengono bolliti o cotti al
vapore rispetto a quelli crudi. Un rapporto del gennaio
2008 sul Journal of Agriculture and Food Chemistry
riportava che quando si cucinano le verdure "bollirle e
cuocerle al vapore conserva gli antiossidanti meglio
che friggerle". Il caso principe è quello del carotenoide
presente nei broccoli, nelle carote e nelle zucchine. E
prima di dire: "Per forza, qualsiasi metodo di cottura è
meglio della frittura", è importante notare che i ricercatori hanno effettivamente esaminato l'effetto di diversi
metodi di cottura su composti come carotenoidi, polifenoli e acido ascorbico e hanno determinato che
l'ebollizione è il modo migliore per rendere questi
nutrienti disponibili all'uso.

NELLO STESSO ANNO, uno studio pubblicato sul
British Journal of Nutrition ha confermato i benefici di
questo modo di cucinare. Questo studio coinvolgeva
un gruppo di 198 partecipanti e ha scoperto che coloro
che seguivano una stretta dieta crudista mostravano
quantità normali di vitamina A e livelli relativamente
elevati di beta-carotene. Tuttavia, avevano bassi livelli
di licopene antiossidante, un carotenoide con proprietà
antinfiammatorie. Ricorda, questi sono i risultati di
mangiare crudo. Al contrario, un altro studio pubblicato sul Journal of Agriculture and Food Chemistry ha
scoperto che la cottura aumenta in maniera sostanziale
la quantità di licopene nei pomodori. "Il livello di un

tipo di licopene, il cis-licopene, è aumentato del 35% dopo essere stato cotto per 30 minuti a 88°C".

QUESTE CONCLUSIONI SUGGERISCONO che il calore provoca la rottura delle spesse pareti cellulari della pianta, favorendo l'assorbimento da parte dell'organismo dei nutrienti che erano legati a tali pareti cellulari.

QUINDI ORA CHE sappiamo che alcuni nutrienti migliorano con la cottura, ma che non tutto ciò che è cotto è meglio, la domanda è: "Cosa dovrei cucinare e cosa invece dovrei mangiare crudo nella dieta antinfiammatoria?" Il fatto è che ogni cibo è diverso. La corrente crudista sostiene che molti cibi ricchi di antiossidanti sono sensibili alla cottura perché i fitonutrienti non resistono bene alle alte temperature e quando raggiungono il "punto di labilità al calore" si verifica un cambiamento che fa perdere agli alimenti enzimi benefici per noi. Ma questa è solo la metà della storia. La verità è che il fatto di mangiare una verdura cotta o cruda per il massimo beneficio nutrizionale dipende dalla verdura e dal modo in cui la cucini.

I PERICOLI NASCOSTI DEL MICROONDE

. . .

PRIMA DI PROSEGUIRE, sia chiaro: la frittura non offre alcun vantaggio e il microonde può addirittura provocare una risposta infiammatoria. Questo perché il microonde determina un cambiamento nella struttura chimica del cibo. In effetti, altera a tal punto la struttura proteica del cibo, che l'organismo non lo riconosce nemmeno come alimento, e lo considera invece come una tossina estranea che giustifica una risposta infiammatoria.

CUCINARE COL MICROONDE è dannoso anche per i nutrienti benefici e causa una perdita fino al 90% dei principi nutritivi. Trasforma gustose verdure biologiche in alimenti "morti" da un punto di vista nutritivo, che possono causare malattie perché il microonde trasforma gli alcaloidi delle piante in sostanze cancerogene. Prendiamo l'aglio per esempio. È un potente alimento curativo se consumato crudo ed è di grande beneficio per la salute dell'apparato digerente, l'immunità cellulare, la salute del cuore e altro; ma quando viene scaldato al microonde per soli 60 secondi, il suo componente attivo, l'allinasi, diventa inattivo. Quindi la stessa sostanza nota per la sua capacità di aiutare a proteggere dal cancro non porta più alcun beneficio.

GLI STESSI TIPI di cambiamenti si verificano anche quando si cuociono i cereali e il latte nel microonde. In questi casi, gli amminoacidi vengono convertiti in sostanze cancerogene. Anche la preparazione di carni al microonde porta allo sviluppo di agenti cancerogeni. E se usi il microonde per scongelare la frutta congelata, la molecola dello zucchero si scompone in sostanze cancerogene.

UNA ULTERIORE PREOCCUPAZIONE riguarda le tossine cancerogene che possono fuoriuscire da contenitori di plastica, coperchi o involucri utilizzati nel microonde. Uno dei contaminanti peggiori è il BPA che può causare il caos nei nostri livelli ormonali naturali. Spesso, i BPA possono stimolare eccessivamente la produzione di estrogeni, causando tumori estrogenici.

PERTANTO, LA PROSSIMA VOLTA che pensi di mettere il cibo nel microonde, ricorda che il microonde provoca un danno molecolare che non solo uccide i benefici nutrizionali, ma provoca sostanze cancerogene. Di conseguenza, anche se può sembrare comodo per riscaldare rapidamente il cibo, il microonde non vale la perdita nutrizionale o il rischio per la salute.

CUCINARE A FUOCO BASSO o a vapore è la cosa migliore in quanto scompone il cibo facendogli rilasciare sostanze nutritive che diventano più facili da assorbire. In alcuni casi, come abbiamo visto, può addirittura aumentare il contenuto di nutrienti disponibili. Un altro vantaggio legato alla cottura è che può anche trasformare certe sostanze chimiche da potenzialmente dannose a innocue. Ma anche questo dipende dalla verdura e dal metodo di cottura.

TENENDO A MENTE TUTTO QUESTO, la seguente lista di verdure sono quelle che è meglio mangiare cotte.

ASPARAGI:

Il modo migliore per cucinare gli asparagi è cuocerli al vapore o sbollentarli o cuocerli in una casseruola. Il processo rompe i germogli fibrose rendendoli più facili da digerire e consentendo un più facile assorbimento dei nutrienti tra cui le vitamine A, B, C, E e K.

BROCCOLI:

Trovare il modo migliore per cucinare i broccoli è un po' più complicato. Coloro che soffrono di ipotiroidismo non dovrebbero mangiare broccoli crudi perché contengono un elemento che interferisce con la tiroide. La cottura a vapore consente di preservare i nutrienti mentre elimina parte di questa sostanza. Inoltre, per conservare una buona quantità degli elementi benefici dei broccoli, aiuta tritarli prima della cottura a vapore. Evita di bollirli o cuocerli al microonde.

CAROTE:

Le carote si cucinano al meglio arrosto o al vapore. Come ha rivelato lo studio menzionato in precedenza, cucinare le carote può aumentare significativamente la biodisponibilità del beta-carotene che viene convertito in vitamina A nel nostro organismo. Se mangi le carote crude, non viene assorbita altrettanto bene.

PEPERONI ROSSI:

Quando si preparano i peperoni rossi, arrostirli è il metodo più vantaggioso. Queste verdure sono una notevole fonte di carotenoidi. E, come le carote, la cottura può migliorare la biodisponibilità di questi carotenoidi. Tuttavia, non cuocerli troppo, perché distruggeresti gli antiossidanti sensibili al calore.

SPINACI:

Le foglie degli spinaci sono una buone come insalata, ma si dà il caso che questa sia un'altra verdura che è meglio mangiare cotta. Dal punto di vista nutrizionale, è meglio cuocerli al vapore. Poiché appassiscono quando vengono cotti al vapore, una tazza di spinaci al vapore contiene più sostanze nutritive di una tazza di spinaci crudi. Ma c'è un altro vantaggio della cottura, ed è legato all'acido ossalico che si trova negli spinaci. L'acido ossalico ostacola l'assorbimento di alcuni minerali tra cui calcio e ferro, e può anche sviluppare calcoli renali. Ma cucinare gli spinaci riduce l'acido ossalico del 5-53% – e se li fai bollire, la percentuale persa sale al 30-87%. Tuttavia la cottura a vapore è migliore a meno che tu non abbia una tendenza ai calcoli renali, perché l'ebollizione rilascia folato dalle foglie di spinaci.

POMODORI:

I pomodori sono una fonte di licopene, che ha proprietà sia antinfiammatorie che antiossidanti e diventa ancor più biodisponibile dopo la cottura. Basta cuocerli con un filo d'olio d'oliva, oppure ridurre i pomodori a una salsa, passata di pomodoro o ketchup per aumentare notevolmente l'assorbimento del licopene.

CIBI CHE NON AVRESTI MAI
PENSATO POTESSERO FARTI BENE

Quando inizi una dieta, non è raro pensare che dovrai rinunciare a tutto ciò che ti piace. Ma nel caso della dieta antinfiammatoria, potresti essere piacevolmente sorpreso di scoprire che esistono bevande e cibi antinfiammatori deliziosi nel menu, che non avresti mai pensato potessero farti bene.

CIOCCOLATO FONDENTE

Cominciamo dal cioccolato. Non solo è una gioia per il palato, ma fa davvero bene! Quando scegli il cioccolato per i suoi benefici antinfiammatori, cerca del cioccolato che contenga almeno il 70% di cacao. Oltre ad essere pieno di antiossidanti che riducono l'infiammazione, può anche contribuire a un invecchiamento più sano perché i flavonoidi presenti nel cioccolato fondente modificano la produzione di una citochina pro-infiammatoria. La ricerca suggerisce che mangiare cioccolato fondente regolarmente – o anche occasionalmente – può avere ripercussioni benefiche su pressione sanguigna, stress ossidativo, danni vascolari e insulinoresistenza.

CAFFÈ

Più della metà delle persone negli Stati Uniti beve caffè ogni giorno; ma dovremmo farlo? Si è scoperto che il caffè in realtà è la principale fonte di antiossidanti nella dieta americana. Quindi va bene per più di un motivo godersi quella tazza di caffè al mattino, che sia decaffeinato o normale, perché contiene polifenoli e altri composti antinfiammatori. Numerosi studi lo confermano, ma uno pubblicato nel 2015 ha scoperto che "in 30 anni, i non fumatori che bevevano da 3 a 5 tazze di caffè al giorno avevano il 15% in meno di probabilità di morire per qualsiasi causa rispetto alle persone che non bevevano caffè". I bevitori di caffè hanno dimostrato tassi più bassi di morte per malattie cardiache, ictus e malattie neurali. TUTTAVIA, per alcune persone bere caffè ha dei risvolti negativi poiché provoca insonnia, ansia, tachicardia e altri effetti collaterali negativi come irritazioni dell'apparato digerente. Se riscontri problemi nel bere caffè, allora è meglio evitarlo. Prova invece il tè.

TÈ

IL TÈ VERDE è un'altra bevanda benefica. Tra i tanti tè verdi disponibili, il tè Matcha è il più ricco di nutrienti. Contiene fino a 17 volte in più di antiossidanti rispetto ai mirtilli selvatici e sette volte più del cioccolato fondente. Ciò che potrebbe sorprenderti, tuttavia, è che il tè verde, bianco o nero ha potenti benefici antinfiammatori. Quindi, se non sei un fan del tè verde, puoi bere il tè che preferisci e ottenere comunque i potenti benefici antinfiammatori dei polifenoli catechine.

AGLIO E CIPOLLE

AGLIO E CIPOLLE apportano molto gusto all'alimentazione antinfiammatoria. L'aglio ha una lunga tradizione come cura popolare per raffreddori e altre malattie. Fornisce composti solforati che incoraggiano il sistema immunitario a combattere le malattie. È stato dimostrato che l'aglio agisce allo stesso modo dei farmaci antidolorifici non steroidei come l'ibuprofene, riducendo i processi che causano l'infiammazione. LE CIPOLLE FORNISCONO COMPOSTI ANTIN-

FIAMMATORI simili, uno dei quali è la quercetina, un fitonutriente che si scompone per creare acido solfenico che combatte i radicali liberi. Schiacciare e tritare aglio e cipolla rilascia l'enzima alliinasi, che aiuta a formare un nutriente chiamato allicina. Quando viene ingerita, l'allicina aiuta a formare altri composti che possono proteggerci dalle malattie.

ALIMENTI FERMENTATI

SE NON CONOSCI i cibi fermentati, scoprirai un'esperienza di gusto completamente nuova. Il Kombucha è una bevanda fermentata, effervescente e leggermente zuccherata. È fatto con tè nero o verde e vanta una serie di benefici per la salute. Puoi acquistare kombucha nella sezione frigo di molti negozi – o se preferisci il fai-da-te, puoi acquistare un kit o uno scoby per kombucha attivo e prepararlo da solo. Insieme al kombucha, i piatti o i prodotti fermentati da provare includono kefir, miso e crauti. Questi alimenti forniscono batteri sani che ottimizzeranno la salute dell'intestino e supporteranno un sistema immunitario sano, che a sua volta aiuta a ridurre l'infiammazione nell'organismo.

PER CERTI VERSI, imparare a seguire una dieta antinfiammatoria è un viaggio in cui disimparare i comportamenti passati e reinventare i propri gusti su ciò che è veramente buono. Tieni a portata di mano frutta secca come mandorle e noci per uno spuntino al volo insieme a una selezione di frutta come fragole, mirtilli, ciliegie, ananas e arance. LE FRAGOLE in particolare sono ottime per ottenere una pancia piatta. Queste deliziose bacche sono ricche di polifenoli che, secondo uno studio della Texas Women's University, riducono la formazione di cellule adipose nello stomaco fino al 73%. EBBENE SÌ, apportare modifiche per evitare l'infiammazione richiede un po' di lavoro e un cambiamento nel modo di pensare, e in alcuni casi anche un cambiamento nelle preferenze delle tue papille gustative. Ma quando ti renderai conto che puoi goderti cibi davvero buoni che al tempo stesso guariscono il tuo organismo e migliorano sia la tua salute che il tuo umore – e che facendolo puoi risparmiare denaro sui medicinali – abbraccerai questo cambiamento.

ALIMENTI CURATIVI PER INTESTINO PERMEABILE, ARTRITE E ALTRE MALATTIE AFFINI

*A*bbiamo parlato di come la dieta antinfiammatoria sia una dieta curativa. In questo capitolo daremo un'occhiata più da vicino a cosa significa veramente per le persone con permeabilità intestinale e artrite. Per molti di noi, guardare all'infiammazione come a una causa di fondo è un concetto nuovo, perché normalmente la medicina moderna la tratta come un sintomo. Per esempio, sappiamo che l'artrite è un'infiammazione delle articolazioni. La normale reazione è prendere farmaci per ridurre l'infiammazione, ma questo cura solo il sintomo e non affronta il vero problema, e cioè cosa sta causando l'infiammazione. Quando gli operatori sanitari parlano di dieta antinfiammatoria, questo tipo di infiammazione cronica sistemica è ciò che normalmente si aspettano di alleviare.

. . .

PRIMA DI DARE UN'OCCHIATA più da vicino all'artrite e a quali cibi antinfiammatori mangiare nello specifico per contribuire a combattere questa patologia, discuteremo di un'altra sindrome che può farti sentire depresso, affaticato, ansioso, causare problemi di peso e sintomi digestivi.

STIAMO PARLANDO della sindrome dell'intestino permeabile, detta anche aumento della permeabilità intestinale. È una condizione di salute pericolosa in cui il tratto digestivo viene danneggiato e consente ai batteri cattivi, alle proteine come il glutine e ai frammenti di cibo non digerito di passare nel flusso sanguigno. Alcuni dei sintomi precoci dell'intestino permeabile possono includere condizioni della pelle come acne ed eczema, allergie alimentari e problemi digestivi tra cui gonfiore, flatulenza e sindrome dell'intestino irritabile (IBS).

COL TEMPO, l'intestino permeabile provoca infiammazione sistemica e una reazione immunitaria. È stato associato a malattie e disturbi cronici tra cui asma, autismo, sindrome da stanchezza cronica, depressione, diabete, insufficienza cardiaca, IBS, infertilità, malattie renali, lupus, sclerosi multipla, narcolessia, psoriasi, artrite reumatoide e altro ancora.

. . .

LA MAGGIOR PARTE DELLE PERSONE non si rende conto del ruolo che l'intestino svolge nella nostra salute generale. L'intestino tenue assorbe la maggior parte delle vitamine e dei minerali dagli alimenti che mangiamo. Affinché questo assorbimento avvenga, l'intestino tenue è dotato di minuscoli pori che consentono il trasferimento dei nutrienti nel flusso sanguigno.

IL FLUSSO SANGUIGNO FUNZIONA come un condotto che trasporta e deposita questi nutrienti in tutto il corpo. Poiché l'intestino ha questi piccoli pori, la parete intestinale viene definita semipermeabile perché consente a cose specifiche come nutrienti e altre molecole benefiche di entrare nel flusso sanguigno, mentre cose come tossine e particelle di cibo non digerito vengono bloccate.

UN INTESTINO TENUE NON SANO che soffre di perdite intestinali non funziona più correttamente perché i pori si allargano e consentono a sostanze dannose di passare nel flusso sanguigno e di essere trasportate in tutto il corpo. Spesso l'organismo inizia a riconoscere alcuni alimenti come tossici, il che provoca una reazione immunitaria ogni volta che si mangia quel cibo.

. . .

SE IL PROBLEMA NON VIENE AFFRONTATO adeguatamente, l'intestino permeabile può evolvere in una malattia autoimmune. Per riparare questo aumento della permeabilità intestinale è necessario apportare modifiche dietetiche specifiche.

CIBI DA MANGIARE per aiutare la guarigione dell'intestino permeabile

I CIBI CHE AIUTANO L'INTESTINO PERMEABILE sono facili da digerire e possono contribuire a sanare il rivestimento dell'intestino:

BRODO D'OSSO:

Fornisce importanti aminoacidi e minerali che possono aiutare la guarigione dell'intestino permeabile e migliorare le carenze di minerali. Meglio se fatto in casa.

ALIMENTI RICCHI DI PROBIOTICI:

. . .

I latticini coltivati crudi come yogurt, kefir e amasi possono contribuire a guarire l'intestino eliminando i batteri cattivi.

GRASSI SANI:

Mangiamo con moderazione i grassi sani presenti in alimenti come avocado, tuorlo d'uovo, olio di cocco, salmone e burro ghi. Questi grassi aiutano la guarigione e sono facili da gestire per l'intestino.

VERDURE FERMENTATE:

Alimenti come crauti, kimchi, kefir di cocco o kvas contengono probiotici importantissimi per riparare l'intestino permeabile bilanciando il pH nello stomaco e nell'intestino tenue.

VERDURE AL VAPORE:

Le verdure non amidacee cotte al vapore sono facili da digerire e sono una componente cruciale della dieta contro l'intestino permeabile.

. . .

FRUTTA:

La frutta va consumata con moderazione: 1-2 porzioni al giorno, meglio al mattino.

CIBI DA MANGIARE per aiutare l'artrite

QUANDO L'ORGANISMO È INFIAMMATO, i livelli della Proteina C-reattiva (CRP) aumentano, quindi se è presente è un chiaro indicatore di infiammazione. I medici possono prescrivere un test di controllo dei CRP. Secondo studi pubblicati su *Molecular Nutrition & Food Research* e sul *Journal of Nutrition*, cereali integrali come riso integrale, bulgur, quinoa e altri sono associati a bassi livelli di CRP. Un altro studio sul Journal of Nutrition ha concluso che i soggetti che mangiavano quantità minori di cereali integrali avevano invece marcatori di infiammazione più elevati.

SECONDO LA ARTHRITIS FOUNDATION, la fibra disponibile nei cereali integrali può aiutare a risolvere i processi infiammatori aiutando a raggiungere la perdita di peso e nutrendo preziosi batteri intestinali correlati a livelli più bassi di infiammazione. Ciò che mangiamo può fare la differenza nell'infiammazione associata all'artrite.

· · ·

TIPI DI CIBI ANTINFIAMMATORI DA MANGIARE
per combattere l'artrite

ALIMENTI RICCHI DI OMEGA-3:

Il pesce pescato, incluso il salmone, è la scelta migliore per i grassi omega-3. Altri alimenti da incorporare nella dieta includono semi di chia, semi di lino, manzo nutrito al pascolo, e noci.

ALIMENTI RICCHI DI ZOLFO:

Lo zolfo amplifica l'effetto degli antiossidanti e può aiutare a rimettere in sesto le articolazioni. Gli alimenti ricchi di zolfo includono broccoli, cavoletti di Bruxelles, cavolo, cavolfiore, erba cipollina, cavolo cappuccio, aglio, cipolle, manzo allevato a erba, porri, uova biologiche, ravanelli, latticini crudi, crescione e pesce pescato.

BRODO DI OSSO:

· · ·

Anche il brodo d'osso fa parte della dieta per l'artrite a causa delle sue notevoli proprietà curative. Secondo i ricercatori nutrizionisti della Weston A. Price Foundation, il brodo d'osso contiene solfato di condroitina e glucosamina, che sono gli stessi composti disponibili in costosi integratori progettati per ridurre il dolore articolare e l'infiammazione.

FRUTTA E VERDURA:

Come per ogni dieta antinfiammatoria, frutta e verdure sono una componente importante. Forniscono enzimi digestivi e sostanze antinfiammatorie. Per quanto riguarda l'artrite, due dei frutti migliori da includere nella dieta sono la papaya (che contiene papaina) e l'ananas (che contiene bromelina). Gli studi hanno dimostrato che possono aiutare a ridurre l'infiammazione che causa malattie come l'artrite reumatoide.

ERBE AROMATICHE E SPEZIE ANTINFIAMMATORIE

❧

L'infiammazione cronica perdura nel tempo. È causata dalla mancata eliminazione di ciò che provoca l'infiammazione acuta originale e può durare mesi o addirittura anni. Quando le persone hanno un'infiammazione, ciò provoca spesso dolore a causa di progressioni biochimiche che si verificano durante l'infiammazione, le quali producono gonfiore che preme contro le terminazioni nervose sensibili. Questo influenza il comportamento dei nervi e può aumentare il dolore. Di conseguenza, il tipo di dolore varia da persona a persona e può presentarsi sotto forma di rigidità, disagio e persino sofferenza; ma la cosa che accomuna chi ne soffre è che il dolore è costante.

POTREBBE ESSERE DESCRITTO come un dolore pulsante, a trafitte, o come un intormentimento. I sintomi dell'infiammazione cronica si presentano in vari modi, compreso dolore addominale, dolore toracico, affaticamento, febbre, dolori articolari, ulcere della bocca, debolezza o dolore muscolare e talvolta eruzioni cutanee.

A CAUSA DEGLI EFFETTI collaterali associati agli antidolorifici tradizionali, molti pazienti si stanno rivolgendo a metodi erboristici più naturali per la guarigione e la gestione del dolore. Abbiamo già menzionato diverse erbe e integratori a base di erbe nei capitoli precedenti, ma qui dedichiamo l'intero capitolo alle erbe antinfiammatorie. Tuttavia, prima di assumere integratori a base di erbe nella tua quotidianità, è meglio parlare col tuo medico o farmacista per quanto riguarda eventuali interazioni con farmaci da prescrizione o da banco che potresti già assumere.

PEPE DI CAIENNA:

I benefici per la salute del pepe di Caienna e di altri peperoncini piccanti sono noti fin dall'antichità. Composti naturali chiamati capsaicinoidi si trovano nel pepe di Caienna e in tutti i peperoncini. È ciò che conferisce loro le loro proprietà gustative e antinfiammatorie.

. . .

PEPE NERO:

Il gusto pungente del pepe nero lo rende una delle spezie più popolari al mondo, ma il composto di piperina che dà al pepe nero quel gusto tanto amato è anche una sostanza che previene l'infiammazione e lo rende efficace nel ridurre i sintomi dell'artrite.

CANNELLA:

La cannella è una spezia comunemente utilizzata per aggiungere sapore alle ricette dolci da forno, ma gli studi hanno dimostrato che offre molto di più di un buon sapore. Questa spezia è ricca di antiossidanti, aiuta l'organismo a combattere le infezioni e ha proprietà antinfiammatorie che possono alleviare il gonfiore e riparare i danni ai tessuti. Aggiungerne una spolverata al tuo caffè o tè per dare un tocco di sapore è solo un modo per godere dei suoi benefici curativi.

CHIODI DI GAROFANO:

I chiodi di garofano sono una spezia pungente nota per le sue proprietà infiammatorie. I ricercatori dell'Università della Florida hanno condotto uno studio in cui i partecipanti consumavano quotidianamente chiodi di garofano e hanno scoperto che in soli sette giorni ha ridotto significativamente una specifica citochina pro-infiammatoria. A causa del loro aroma forte, i chiodi di garofano si abbinano bene a noce moscata e cannella per aggiungere un tocco gustoso a stufati e fagioli. Inoltre vengono molto usati nella cucina indiana.

ARTIGLIO DEL DIAVOLO:

Questa erba originaria del Sud Africa è un rimedio tradizionale usato per secoli da africani ed europei per trattare problemi digestivi, alleviare il dolore, ridurre la febbre e trattare alcuni sintomi della gravidanza. Viene detta anche ragno di legno o pianta rampino ed è nota alle persone che soffrono di artrite e altre forme di dolore articolare o alla schiena in combinazione con la bromelina. Sotto forma di integratore, l'artiglio del diavolo è derivato dalle radici essiccate della pianta. La ricerca ha dimostrato che può avere proprietà antin-fiammatorie.

AGLIO:

Abbiamo già parlato dell'aglio come integratore nel capitolo 5, ma nella sua forma naturale l'aglio è stato usato per centinaia di anni per trattare disturbi come stitichezza, congestione sinusale, indigestione, coliche e altri problemi digestivi, oltre al dolore da artrite reumatoide. Se assunto per via orale, si dice che sia utile per alleviare il dolore e l'artrite. Gli spicchi possono essere consumati crudi o cotti, oppure possono essere acquistati come integratore in polvere in capsule o compresse. È disponibile anche in estratti liquidi e oli.

ROSMARINO:

Le foglie di rosmarino sono spesso usate in cucina, ma questa erba è molto più di una pianta aromatica. Offre tutta una serie di possibili benefici per la salute. È ricco di antiossidanti e composti antinfiammatori che si ritiene aiutino a rafforzare il sistema immunitario.

SALVIA:

L'uso medicinale della salvia risale all'antichità. In passato, è stata utilizzata per malattie che spaziano dai disturbi mentali ai disturbi intestinali e digestivi. Più di recente, la ricerca riguardante i benefici per la salute della salvia si è molto sviluppata. Sembra contenere una gamma di composti antinfiammatori e antiossidanti, e la ricerca ha confermato alcune sue applicazioni mediche. Insieme all'uso in cucina, la salvia viene comunemente usata per preparare infusi che permettono di godere dei suoi numerosi benefici.

SPIRULINA:

La spirulina è un'alga azzurra considerata un superfood. È ricca di vitamina B12, di antiossidanti, e contiene circa il 62% di aminoacidi. La ricerca ha stabilito che la spirulina impedisce la produzione e il rilascio di istamina, che è una sostanza chimica che accende una risposta infiammatoria nel corpo. Ulteriori ricerche confermano che la spirulina può ridurre l'artrite. Tuttavia, la spirulina non è consigliata a chi soffre di problemi digestivi perché è molto difficile da digerire.

INIZIA SUBITO A STARE MEGLIO

$\mathcal{D}$opo aver spiegato come funziona l'infiammazione, i problemi di salute correlati all'infiammazione cronica e gli alimenti da mangiare per combatterli, in questo capitolo vedremo i benefici associati a una dieta maggiormente a base vegetale, insieme ad altri aspetti dello stile di vita necessari per aiutarti a tornare in buona salute.

UN NUMERO CRESCENTE DI PROVE mostra che la dieta e lo stile di vita possono generare un ambiente pro-infiammatorio o un ambiente anti-infiammatorio. Quindi, se soffri di infiammazione cronica puoi iniziare a sentirti subito meglio apportando immediatamente alcuni cambiamenti nel tuo stile di vita.

. . .

IL PRIMO PASSO è iniziare a scegliere i cibi giusti, ma c'è dell'altro. Acquistare gli ingredienti giusti non farà la differenza, se non li prepari correttamente. Per questo motivo è altrettanto importante imparare a preparare questi alimenti utilizzando metodi di cottura antinfiammatori (vedi capitolo 6). Se non lo fai, puoi annullare i benefici molto salutari che speri di ottenere.

RICORDA, le tue scelte quotidiane di cibo sono la fonte della tua infiammazione cronica. Per iniziare la tua dieta antinfiammatoria, abbraccia anzitutto una dieta più a base vegetale, perché quando per combattere l'infiammazione cronica uno dei maggiori vantaggi di una dieta a base vegetale è la sua capacità di abbassare i livelli di infiammazione cronica. In effetti, sembra che l'infiammazione potrebbe essere la principale conferma che le diete a base vegetale promuovono la salute, mentre la tipica dieta americana favorisce la malattia. Per essere chiari, "vegetale" non significa necessariamente senza carne, perché sono ammesse quantità limitate di pesce e carne magra. Ciò che indica è una dieta ricca di frutta e verdure ricche di nutrienti che sono in grado di contribuire a scongiurare infiammazioni e malattie. In uno studio del 2014 sulla dieta e sulle malattie infiammatorie intestinali, il 33% dei partecipanti allo studio ha scelto di non seguire la dieta antinfiammatoria proposta. I partecipanti che hanno deciso di seguire la dieta antinfiammatoria hanno trovato un sollievo sufficiente a poter interrompere l'assunzione di almeno uno dei loro farmaci.

GLI ALIMENTI RICCHI DI NUTRIENTI offrono alti livelli di vitamine, minerali e/o proteine per porzione. Se vuoi iniziare la tua dieta antinfiammatoria, per sentirti meglio più velocemente – oltre a comprare e preparare cibi ricchi di nutrienti e prepararli correttamente – è importante anche rimanere idratati, e per contenere i costi dovresti bere acqua del rubinetto anziché in bottiglia, a meno che non si possa bere l'acqua del rubinetto nella tua zona. Evita le acque clorate, visto che ti stai impegnando ad eliminare le sostanze indesiderate dal tuo organismo. L'idratazione aiuta a sopprimere l'infiammazione cellulare e ridurrà l'infiammazione nell'organismo.

OLTRE APRENDERTI CURA di ciò che immetti nel tuo organismo, è importante anche che tu faccia regolarmente un esercizio fisico adeguato. In questo modo puoi rafforzare efficacemente il tuo sistema immunitario. Non essere abbastanza attivi è difficile per il tuo corpo, ma fai attenzione a non esagerare. Pianifica 20-30 minuti di esercizio da leggero a moderato quasi tutti i giorni. L'attività fisica produce danni da radicali liberi e la rottura dei tessuti del corpo. Ciò si traduce in un'infiammazione di basso livello nell'organismo, che guarisce nei momenti di recupero tra i tempi attivi.

Quindi l'obiettivo è trovare una via di mezzo ed essere attivi, ma non iperattivi; muoversi abbastanza, ma riposare altrettanto. Se non lo fai, potrebbe causare un accumulo di infiammazione.

SICCOME IL PROCESSO DI RIPARAZIONE e ripristino all'interno del corpo avviene mentre dormi, è importante riposare a sufficienza: i medici raccomandano da 7 a 8 ore di sonno a notte. Se ti manca il sonno, stai abusando del tuo sistema immunitario, che deve lavorare di più per cercare di mantenerti in salute. La mancanza di sonno causa stress.

LO STRESS COSTANTE PRODUCE più cortisolo e – hai indovinato! – infiammazione. Quindi, mentre ti impegni a mangiare bene, devi impegnarti anche per fare abbastanza attività fisica e per riposare a sufficienza. Si tratta davvero di uno stile di vita.

PIANO PASTI ANTINFIAMMATORIO
PER 1 SETTIMANA

*an mano che fai passi avanti verso una salute migliore, il tuo obiettivo sarà assumere una varietà di cibi integrali ricchi di nutrienti che possono ridurre l'infiammazione Farlo non deve essere difficile, né costoso.

CI SONO un sacco di alimenti tra cui scegliere, e se acquisti frutta e verdure di stagione scoprirai spesso che costano meno di un dollaro per porzione. La seguente lista ti propone esempi di alimenti antinfiammatori che costano meno di un dollaro a porzione, considerando i prezzi dei prodotti di stagione.

- Mele: $0,75 ciascuna
- Broccoli: $0,50 per 1/2 tazza, $1,99 per mazzo

- Uova da allevamento a terra: $0,25, considerando a $2,99 a dozzina
- Salmone in scatola: $0,80 per una porzione di 4 once, considerando $2,50 per una latta da 14,75 once.
- Melone cantalupo: $0,50 per 1/2 tazza, $3 per melone piccolo (in stagione puoi trovarli per molto meno)
- Carote: $0,50 ciascuna a $2 per libbra
- Petto di pollo: $0,75 per una porzione da 4 once, $2,99 per libbra
- Aglio: $0,30 per bulbo
- Uva: $0,75 per tazza, $1,50 per libbra
- Kiwi: $0,40 ciascuno
- Mandarini: $0,23 al pezzo, $3,99 per 5 libbre
- Cipolle: $0,18 ciascuna, $0,59 per libbra
- Avena integrale: $0,13 per porzione, $3,98 per confezione da 30 once. Puoi trovare l'avena anche a meno se l'acquisti in grossi quantitativi.

SE TI SOFFERMI a valutare quante porzioni ottieni realmente in proporzione ai soldi spesi acquistando cibi sani, il costo non dovrebbe proprio essere un deterrente.

ESEMPIO DI PASTI per una settimana

. . .

GIORNO 1

COLAZIONE: Uova strapazzate servite con cavolo cappuccio tritato e cipolle conditi con semi di cumino e curcuma. Cuocere il cavolo a vapore fino a quando sarà ammorbidito ma leggermente croccante.

PRANZO: Salmone alla griglia servito su un letto di verdurine con olio d'oliva e aceto.

CENA: Petto di pollo condito con erbe aromatiche fresche e succo di limone, broccoli al vapore e una porzione di riso integrale al vapore.

SPUNTINO: 1 tazza di uva congelata.

GIORNO 2

COLAZIONE: Avena (ricca di fibre e povera di grassi, l'avena contiene *avenantramidi*, utili a ridurre l'infiammazione). Aggiungi frutta come banana a fettine o frutti di bosco freschi e una manciata di noci.

PRANZO: Zuppa di lenticchie speziata con cannella, pepe di cayenna, cumino e curcuma.

CENA: Polpettine di salmone (preparate con salmone in scatola , uova, aglio, scalogno, zenzero, farina di cocco, noci, cumino, curcuma, sale e pepe) con contorno di insalata mista condita col tuo condimento antinfiammatorio preferito.

SPUNTINO: Budino Chai Chia alla curcuma (ricetta sul blog The Blenderist).

. . .

GIORNO 3

COLAZIONE: Uova in camicia servite su fagioli rifatti senza grassi conditi con salsa fresca e fette di avocado.

PRANZO: Frullato di banana e mirtilli fatto con acqua di cocco e banana congelata.

CENA: Pollo al curry con patate dolci, broccoli e cavolfiore

SPUNTINO: Tazza di melone a cubetti

GIORNO 4

COLAZIONE: Avena salata condita con cannella, un tocco di coriandolo macinato, chiodi di garofano macinati, zenzero macinato, una spolverata di noce moscata e cardamomo macinato. Irrorare con un po' di sciroppo d'acero, che contiene una molecola con proprietà antinfiammatorie.

PRANZO: Patate dolci arrosto tagliate a fiammifero come patatine fritte e servite con salsa di avocado – un abbinamento delizioso che ti sorprenderà!

CENA: Salmone arrosto all'aglio con cavolfiore al vapore.

SPUNTINO: Striscioline di peperoni con guacamole.

. . .

GIORNO 5

COLAZIONE: Frullato di ananas preparato con tè verde, cavolo riccio, ananas, pezzi di mango surgelati, un cucchiaino di zenzero fresco, un pizzico di curcuma.

PRANZO: Peperone rosso arrosto e zuppa di patate dolci.

CENA: Merluzzo al forno con salsa di noci pecan e rosmarino con fagiolini al vapore.

SPUNTINO: Coppetta di ciliegie.

GIORNO 6

COLAZIONE: Frittata di spinaci e funghi.

PRANZO: Macedonia di frutta preparata con,frutti di stagione.

. . .

CENA: Peperoni, funghi, cipolle e pomodori a cubetti con petto di pollo a tocchetti; insaporire con pepe di Caienna. Servire con la quinoa.

SPUNTINO: Cioccolato fondente.

GIORNO 7

COLAZIONE: Avena con curcuma condita con abbondanti bacche miste. Insolita e deliziosa.

PRANZO: Zuppa di miso con noodle senza glutine.

CENA: Peperoni ripieni di tacchino e quinoa.

SPUNTINO: Una porzione di mandorle.

GIORNO 7

COLAZIONE: Avena con curcuma condita con abbondanti bacche miste. Insolita e deliziosa.

· · ·

PRANZO: Zuppa di miso con noodle senza glutine.

CENA: Peperoni ripieni di tacchino e quinoa.

SPUNTINO: Una porzione di mandorle.

POSTFAZIONE

Grazie per aver letto *La dieta antinfiammatoria: apporta queste modifiche semplici ed economiche alla tua dieta per iniziare a sentirti meglio entro 24 ore!* Spero che ti abbia fornito informazioni in grado di darti tutti gli strumenti necessari per raggiungere i tuoi obiettivi, qualunque essi siano.

Se gli effetti dell'infiammazione cronica ti stanno privando della gioia di vivere a causa di dolore, affaticamento, aumento di peso o altri problemi di salute, è il momento di prenderti cura della tua salute. Ora che hai letto questo libro, sei pronto a intraprendere il cammino verso la guarigione. Hai visto le statistiche. Abbraccia la speranza che si trova in queste pagine, e sii proattivo. Poniti l'obiettivo di consumare meno cibi pronti e di sostituirli con cibi freschi a base di abbondante frutta e verdura. Se vuoi davvero vedere un miglioramento, concentrati sulla salute e sulla guarigione – il che significa pensare a ogni boccone di cibo che metti in bocca per raggiungere il tuo obiettivo.

Non aver paura di rinunciare ai tuoi cibi industriali preferiti. Possono avere un buon sapore, ma rifletti su cosa stai mangiando veramente: cose come conservanti, aromi artificiali e coloranti che provocano l'infiammazione. E poi chiediti se vuoi ancora mangiarli.

Non considerarla come una privazione, ma come un modo per vivere in maniera più sana e senza dolore. Non devi essere schiavo di cibi che non ti fanno bene, né tanto meno del dolore o dalla cattiva salute.

Goditi un pezzo di cioccolato e una tazza di caffè, lascia andare i sensi di colpa mentre impari a eliminare dalla tua dieta i cibi che scatenano l'infiammazione. Troverai un senso di libertà semplicemente sentendoti meglio. Certo, può volerci del tempo, ma ricorda che c'è voluto tempo anche perché l'infiammazione contro cui stai lottando diventasse cronica. Ogni giorno vale la lotta per una salute migliore, e adesso hai a portata di mano l'arsenale per combattere.

Per finire, se hai trovato questo libro utile, una recensione è sempre apprezzata!

In salute,

JASON MICHAELS

www.ingramcontent.com/pod-product-compliance
Lightning Source LLC
Chambersburg PA
CBHW051037030426
42336CB00015B/2922